BEI GRIN MACHT SICH IHR WISSEN BEZAHLT

- Wir veröffentlichen Ihre Hausarbeit, Bachelor- und Masterarbeit

- Ihr eigenes eBook und Buch - weltweit in allen wichtigen Shops

- Verdienen Sie an jedem Verkauf

Jetzt bei www.GRIN.com hochladen und kostenlos publizieren

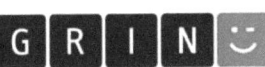

Amnesie am Fallbeispiel des Patienten Henry Molaison. Das Gedächtnis, das amnestische Syndrom und mögliche Therapien

Mara Clement

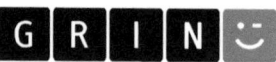

Bibliografische Information der Deutschen Nationalbibliothek:

Die Deutsche Nationalbibliothek verzeichnet diese Publikation in der Deutschen Nationalbibliografie; detaillierte bibliografische Daten sind im Internet über http://dnb.d-nb.de abrufbar.

ISBN: 9783346794666
Dieses Buch ist auch als E-Book erhältlich.

© GRIN Publishing GmbH
Nymphenburger Straße 86
80636 München

Druck und Bindung: Books on Demand GmbH, Norderstedt Germany
Gedruckt auf säurefreiem Papier aus verantwortungsvollen Quellen

Das vorliegende Werk wurde sorgfältig erarbeitet. Dennoch übernehmen Autoren und Verlag für die Richtigkeit von Angaben, Hinweisen, Links und Ratschlägen sowie eventuelle Druckfehler keine Haftung.

Das Buch bei GRIN: https://www.grin.com/document/1316448

Der Patient H.M von Mara Clement

Abbildungsverzeichnis

Inhaltsverzeichnis

1. Einleitung

Bei Henry Gustav Molaison, bekannt als H.M, lag seit seinem zehnten Lebensjahr eine Epilepsie vor, welche sich zunächst in fast täglichen Petit Mal Anfällen äußerte. Im Alter von 15 Jahren traten auch die ersten Grand mal, also tonisch-klonische Anfälle, zusätzlich zu den Petit Mal Anfällen, auf. Auch verschlimmerten sich die Anfälle und nahmen in ihrer Häufigkeit weiter zu.[1] Nachdem Schulabschluss im Alter von 21 Jahren, arbeitete H.M in einer Schreibmaschinenfabrik. Seine Anfälle häuften sich weiterhin und machten ihn im Alter von 27 Jahren arbeitsunfähig.[2] Nachdem mehrere Medikamententherapien nicht anschlugen und sich keine Besserung bezüglich seiner epileptischen Anfälle, konnte man von einer Medikamentenresistenz ausgehen, sowie infolgedessen von einer schwer behandelbaren Epilepsie. Schließlich wurde er im Alter von 29 Jahren im August/September 1953 vom Neurochirurgen Dr. William Scoville operiert, was bei H.M. zu einer anterograden Amnesie führte.[3] Die epileptischen Anfälle waren immer noch präsent, nur weniger häufig in ihrer Frequenz und weniger intensiv.[4] Der Fall von H.M. verhalf den Neurowissenschaften zu bahnbrechenden Ergebnissen bezüglich der Gedächtnisforschung, welche bis zu jenem Zeitpunkt kaum fortgeschritten war.[5] Über 55 Jahre haben Forscher mit H.M zusammengearbeitet, um die Funktion seines Gehirns, spezifischer seines Gedächtnisses zu erforschen.[6] Nach seinem Tod im Jahr 2008, im Alter von 82 Jahren, wurde sein Name veröffentlicht und sein Gehirn zu Forschungszwecken benutzt.[7]

In dieser Hausarbeit wird sich mit dem Fall von H.M detaillierter auseinandergesetzt. Zum einen wird seine vorliegende Erkrankung, die Epilepsie, kurz erläutert. Nach der Betrachtung der Epilepsie, befasst sich die Arbeit mit dem Gedächtnis, sowie mit dem Hippocampus und dessen Rolle. Anschließend an die Erläuterungen zum Gedächtnis rückt das amnestische Syndrom in den Fokus. Diese wird auf den Fall von H.M transferiert, sodass seine Defizite im Bereich des Gedächtnisses wie auch seine erhaltenen Funktionen erläutert werden. Des weiteren, werden auch Therapiemöglichkeiten der Gedächtnisstörung betrachtet.

Zuletzt werden die Ergebnisse und Erläuterungen der Arbeit in der Diskussion diskutiert, woraufhin auch das Fazit sowie der Ausblick folgen.

---

[1] Vgl. Markowitsch (2006), S.449 ; vgl. Squire (2009), S.1
[2] Vgl. Shah, Pattanayak, Sagar (2014), S.91
[3] Vgl. Buchner, Brandt (2017), S.1262
[4] Vgl. Shah, Pattanayak, Sagar (2014), S.92
[5] Vgl. Squire (2009), S.1
[6] Vgl. Squire (2009), S.2; vgl. Corkin (2013), S.53; vgl. Shah, Pattanayak, Sagar (2014), S.92
[7] Vgl. Shah, Pattanayak, Sagar (2014), S.91

2. Epilepsie

2.1. Grundlagen

Ungefähr 1% der Bevölkerung in Europa und den USA und bis zu 4-5% der Bevölkerung in Afrika sind von Epilepsien betroffen, somit ist das Epilepsiesyndrom eine der häufigsten neurologischen Erkrankungen.[8] Bei den Betroffenen liegt eine chronische Anfallsbereitschaft vor, sowie bereits mehrfach aufgetretene epileptische Anfälle. Trotzdem erleben ungefähr 5-8% der Bevölkerung einmalig einen epileptischen Anfall in ihrem Leben. Dies bedeutet jedoch nicht, dass diese auch unter einer Epilepsie leiden.[9] Bei 10% der Population liegt eine erhöhte Anfallsbereitschaft vor, jedoch entwickeln von diesen 10% nicht alle eine Epilepsie.[10] Den ersten Anfall haben 90% der Betroffenen vor ihrem 25. Lebensjahr.[11]

Nach Betrachtung der Prävalenz wird jetzt das Krankheitsbild der Epilepsie beleuchtet.

„Als Epilepsie bezeichnet man rezidivierende epileptische Anfälle aufgrund einer Veränderung der Funktion oder Anatomie des Gehirnes. Man unterscheidet zwei grundlegende Epilepsieformen:

- Die fokalen Epilepsien, die bei allen Erkrankungen der Hirnrinde auftreten können, einschließlich angeborener Missbildungen, und
- Die generalisierten Epilepsien, die wohl überwiegend einen genetischen Ursprung haben, und bei denen alle Neuronen (oder zumindest große Gruppen) eine abnorme Erregbarkeit aufweisen."[12]

Epilepsien können verschiedene Ursachen haben, gelten aber als Erkrankungen der Großhirnrinde, wobei die subkortikalen Strukturen auch einen Einfluss auf die Entwicklung der Epilepsie haben.[13] Dabei wird zwischen symptomatischen, kryptogenen und idiopathischen Epilepsien unterschieden.[14]

Bei der symptomatischen Epilepsie liegt eine identifizierbare strukturelle Grunderkrankung des Gehirns vor, darunter fallen Tumoren, Schädelhirntraumen, immunologische Erkrankungen, sowie auch kortikale Entwicklungsstörungen.[15]

Die kryptogene Epilepsie ist eine symptomatische Epilepsie, für welche die Ursache nicht nachgewiesen werden kann.[16]

---

[8] Vgl. Hamer, Winkler (2016), S.394; vgl. Bauer (2002), S.8; vgl. Berlit (2007), S.249
[9] Vgl. Hamer, Winkler (2016), S.394; vgl. Berlit (2007), S.249; vgl. Bauer (2002), S.8
[10] Vgl. Berlit (2007), S.249
[11] Vgl. Berlit (2007), S.249
[12] Hamer, Winkler (2016), S.393
[13] Vgl. Hamer, Winkler (2016), S.394
[14] Vgl. Hamer, Winkler (2016), S.394
[15] Vgl. Hamer, Winkler (2016), S.394
[16] Vgl. Hamer, Winkler (2016), S.394

Bei der idiopathischen Epilepsie geht man von einer genetischen Disposition aus, hier liegen keine organischen oder metabolischen Hirnkrankheiten vor, auf welche die Anfälle zurückzuführen sind.[17] Dabei kann keine bestimmte Region für die epileptischen Erregungen identifiziert werden, da alle Nervenzellen diese Disposition besitzen. Somit handelt es sich bei den idiopathischen Epilepsien prinzipiell um generalisierte Epilepsien. Das EEG gibt in diesem Fall also auch keinen Hinweis auf eine fokale Genese.[18] Erste Anfälle einer idiopathischen Epilepsie treten fast ausschließlich vor dem 25. Lebensjahr auf.[19]

Bei H.M kann es sich um eine symptomatische Epilepsie handeln, da er zwischen dem siebten und neunten Lebensjahr einen Fahrradunfall hatte, der zu einem leichten Schädelhirntrauma führte.[20]

Auch könnte es sich um eine idiopathische Epilepsie handeln, da mithilfe der Familienanamnese eine erhöhte Anfallsbereitschaft bei Familienmitgliedern festgestellt werden konnte.[21]

Da in den Studien keine genaue Ursache für die Epilepsie genannt wurde, wird sich die Arbeit nicht auf eine spezifische Ursache, und somit weder auf symptomatische noch idiopathische Epilepsie festlegen.

Epileptische Anfälle können in verschiedene Anfallstypen eingeteilt werden. Auf den wiederholten EEGs von H.M kein Entstehungsort für die epileptische Erregung gefunden wurde, könnte man davon ausgehen, dass bei ihm eine generalisierte Epilepsie vorlag.[22]

Aufgrund dessen, befassen wir uns ausschließlich mit den Anfallstypen der generalisierten Epilepsie.

Bei H.M traten ab dem 10. Lebensjahr fast tägliche Petit Mal Anfälle auf.[23] Der Begriff „Petit mal" ist zwar noch weitverbreitet, wird heutzutage jedoch nicht mehr gebraucht. Zum Verständnis der Arbeit, wird in Bezug auf H.M weiter von Petit Mal Anfällen gesprochen. Der Ursprung von Petit Mal Anfällen ist nicht bekannt, die Anfälle können aber mithilfe des EEG aufgezeichnet werden. Absencen, myoklonische und akinetische Anfälle gehören zu der Kategorie der Petit Mal Anfälle.[24]

Absencen können als Abwesenheit definiert werden, die Betroffenen krampfen während einer Absence nicht. Gekennzeichnet sind Absencen durch die fehlende

---

[17] Vgl. Hamer, Winkler (2016), S.394
[18] Vgl. Hamer, Winkler (2016), S.394
[19] Vgl. Berlit (2007), S.249
[20] Vgl. Shah, Pattanayak, Sagar (2014), S.91; vgl. Corkin (2013), S.5
[21] Vgl. Shah, Pattanayak, Sagar (2014), S.91; vgl. Corkin (2013), S.5
[22] Vgl. Corkin (2013), S.15
[23] Vgl. Corkin (2013), S.5
[24] Vgl. Berlit (2007), S.251-252

Ansprechbarkeit während des Anfalls, also eine Bewusstseinsstörung, die Sekunden andauert, und die nach dem Anfall vorhandene Erinnerungslücke.[25]

Unter myoklonischen Anfällen versteht man plötzliche, kurzdauernde und unkontrollierbare Muskelzuckungen, welche in einer beliebigen Muskelgruppe des Körpers auftreten.[26] Das Bewusstsein ist während eines myoklonischen Anfalls intakt.[27] Bei einem plötzlichen Sturz, der mit Tonusverlust einhergeht, spricht man einem akinetischen Anfall.[28]

Des weiteren, gibt es den Grand Mal Anfall, also den tonisch-klonischen Anfall. Der Ablauf des generalisierten tonisch-klonischen Anfalls kann in drei unterschiedliche Phasen eingeteilt werden.[29] In der ersten Phase spricht man von der tonischen Phase, welche durch Bewusstlosigkeit, Versteifung des Körpers und dem Sturz gekennzeichnet ist. Dazu gehören auch ein kurzer Atemstillstand und geweitete Pupillen, welche nicht auf Licht reagieren, auch kann es zum Zungenbiss und zum Einnässen kommen.[30] Folgend trifft die klonische Phase auf, welche mit groben Zuckungen am ganzen Körper sowie im Gesicht einhergeht.[31] Der kurze Atemstillstand ist beendet und die Atmung des Betroffenen setzt wieder ein. Abschließend leidet der Betroffene unter großer Erschöpfung, sein Bewusstsein ist nicht mehr gestört und oft begibt er bzw. sie sich in den mehrminütigen Terminalschlaf um der Erschöpfung entgegenzuwirken.[32] H.M erlitt seinen ersten Grand Mal Anfall an seinem fünfzehnten Geburtstag im Auto seiner Eltern.[33]

2.2. Therapien

Es gibt verschiedene Therapieformen, welche für ein Anfallsleiden eingesetzt werden können, die medikamentöse Mono- oder Kombinationstherapie sowie die chirurgische Therapiemöglichkeit.

In erster Linie muss der bzw. die Betroffene seinen Lebensstil anpassen, um seiner Therapie die bestmöglichen Rahmenbedingungen zu gewähren. Epileptische Anfälle haben oft verschiedene Trigger, die mit einer Anpassung möglichst gut kontrolliert werden können. Einige der Trigger sind Schlafentzug, ein unregelmäßiger

---

[25] Vgl. Krämer, Rüegg (2021); vgl. Berlit (2007), S.251-252
[26] Vgl. Berlit (2007) ; vgl. Krämer, Rüegg (2021)
[27] Vgl. Krämer, Rüegg (2021)
[28] Vgl. Berlit (2007), S.252
[29] Vgl. Krämer, Rüegg (2021)
[30] Vgl. Krämer, Rüegg (2021); vgl. Berlit (2007), S.252
[31] Vgl. Berlit (2007), S.252; vgl. Krämer, Rüegg (2021)
[32] Vgl. Berlit (2007), S.252; vgl. Krämer, Rüegg (2021)
[33] Vgl. Corkin (2013), S.6

Schlafrhythmus, Alkoholmissbrauch, sowie extreme Belastung durch Stress.[34] Der bzw. die Betroffene sollte möglichst einen konsequenten Schlaf-Wach-Rhythmus einführen, dies bedeutet immer um dieselbe Uhrzeit schlafen und aufstehen, somit kommt Regelmäßigkeit in das Leben des bzw. der Betroffenen.[35] Auch eine regelmäßige Medikamenteneinnahme, wenn diese Therapiemöglichkeit gewählt wird, muss gegeben sein.[36] Unnötige Stressoren, sowie exzessiver Alkoholkonsum sollten gemieden werden.[37] Auch eine ausgewogene Ernährung trägt zur Verbesserung der Lebensqualität und somit zu einer wirksameren Therapie der Epilepsie bei.[38]

Die Therapiemöglichkeit, die als erste in Erwägung gezogen wird, ist die medikamentöse Therapie. Über die Jahre hinweg wurden immer weitere Antiepileptika oder Antikonvulsiva entwickelt, welche das Auftreten von Anfällen kontrollieren sollen.[39] Wichtig zu erwähnen ist, dass die Symptome, also die Anfälle mithilfe der Medikamente behandelt werden und der Mensch trotzdem noch am Epilepsiesyndrom erkrankt ist. Die Epilepsie selbst kann nicht geheilt werden. Auf die verschiedenen Sorten der Epilepsiemedikamente wird in dieser Arbeit nicht eingegangen, da dies den Rahmen der Arbeit sprengt.

H.M versuchte jahrelang seine Anfälle mithilfe von verschiedenen Medikamenten zu kontrollieren, zu denen die Medikamente Dilantin, Phenobarbital, Tridione und Mesantoin zählten.[40]

Es gibt verschiedene Arten von medikamentösen Therapien, die Mono- und die Kombinationstherapie. Unter Monotherapie versteht man die Einnahme eines einzelnen Medikaments zur Therapierung der Anfälle. Unter Kombinationstherapie versteht man die Einnahme von zwei Medikamenten mit unterschiedlichen Wirkstoffen.[41] Wenn alle möglichen Medikamente oder Kombinationen von Wirkstoffen die Anfallsfrequenz und -intensität nicht verbessern und die Lebensqualität des bzw. der Betroffenen weiterhin stark beeinträchtigt, spricht man von einer Medikamentenresistenz und einer schwer behandelbaren Epilepsie.[42] Wenn dies vorliegt, wird die Möglichkeit der operativen Therapie in Betracht gezogen.[43]

---

[34] Vgl. Hamer, Winkler (2016), S.411
[35] Vgl. Hamer, Winkler (2016), S.411
[36] Vgl. Hamer, Winkler (2016), S.411
[37] Vgl. Hamer, Winkler (2016), S.411
[38] Vgl. Hamer, Winkler (2016), S.411
[39] Vgl. Hamer, Winkler (2016), S.411
[40] Vgl.Corkin (2013), S.15
[41] Vgl. Berlit (2007), S.255
[42] Vgl. Hamer, Winkler (2016), S.412
[43] Vgl. Hamer, Winkler (2016), S.416

Bezogen auf H.M kann man von einer Medikamentenresistenz und somit von einer schwer behandelbaren Epilepsie ausgehen.[44] Somit ging Dr. Scoville zur chirurgischen Behandlungsmöglichkeit über.[45]

Für den Einsatz eines epilepsiechirurgischen Eingriffs gibt es verschiedene Voraussetzungen, die erfüllt sein müssen. Zum einen muss eine Epilepsie, also eine sichere Diagnose vorliegen.[46] Des weiteren, muss eine Medikamentenresistenz beim Patienten bestehen, also schlugen mindestens zwei Medikamente erster Wahl in Mono- und Kombinationstherapie nicht an.[47] Auch eine sehr hohe Anfallsfrequenz und somit eingeschränkte Lebensqualität muss beim Betroffenen nachweisbar sein.[48] Hinzuzufügen ist noch die Voraussetzung, dass der Epilepsiefokus eingrenzbar ist und durch den chirurgischen Eingriff keine neuen Defizite auftreten.[49] Bei der chirurgischen Therapie wird ein Teil einer Hirnregion entfernt, in der die fokalen Anfälle entstehen.[50]

Im August/September 1953 operierte Dr. Scoville den Patienten H.M mit dem Ziel der Verbesserung seiner Lebensqualität und der besseren Kontrollierbarkeit seiner Epilepsie.[51] Vor allem im Jahr 1953 sprach man von einer experimentellen Operation, da die Funktion verschiedener Hirnregionen nicht bekannt war, oft wurde der Hirnregion eine vermutete Funktion zugeschrieben.[52] Die hohe Anfallsfrequenz, Medikamentenresistenz und Arbeitsuntauglichkeit waren Argumente für den chirurgischen Eingriff. Da die Region seiner Anfälle im Jahr 1953 nicht bestimmt werden konnte anhand des EEG, wäre H.M vermutlich ein eher weniger geeigneter Kandidat gewesen. Um dem Patienten H.M eine mögliche Erleichterung seines Anfallsleiden zu ermöglichen, entfernte Dr. Scoville H.M die Hirnregionen, welche mögliche Entstehungspunkte der Anfälle sein konnten.[53] Bei einer bilateralen mediotemporalen Lobektomie wurden große Teile des Hippocampus sowie die Amygdala entfernt.[54]

---

[44] Vgl. Corkin (2013), S.16
[45] Vgl. Corin (2013), S.16
[46] Vgl. Hamer, Winkler (2016), S.416
[47] Vgl. Hamer, Winkler (2016), S.416
[48] Vgl. Hamer, Winkler (2016), S.416
[49] Vgl. Hamer, Winkler (2016), S.416
[50] Vgl. Hamer, Winkler (2016), S.416
[51] Vgl. Corkin (2013), S.16; vgl. Shah, Pattanayak, Sagar (2014), S.91
[52] Vgl. Shah, Pattanayak, Sagar (2014), S.91
[53] Vgl. Corkin (2013), S.17; vgl. Pinel, Barnes, Pauli (2019), S.347
[54] Vgl. Corkin (2013), S.17; vgl. Pinel, Barnes, Pauli (2019), S.347

3. Gedächtnis

3.1. Grundlagen

„Das Gedächtnis besteht aus Lernergebnissen, die über die Zeit fortbestehen, es enthält Informationen, die gespeichert wurden und wieder abgerufen werden können."[55] Es gibt verschiedene Verständnisse von Gedächtnis, einige betrachten das Gedächtnis als Prozess, während andere es als Speicher betrachten.[56] Beide Sichtweisen können in das Verständnis des Gedächtnisses einbezogen werden.

In der Zitation wurde erklärt, dass Lernergebnisse gespeichert werden, dabei handelt es sich nicht nur um das akademische Wissen, sondern auch um Handlungsabläufe, Erfahrungen und Emotionen.[57] Damit man sich an ein bestimmtes Ereignis erinnern kann, gibt es drei verschiedene Phasen: Enkodieren, Speichern und Abrufen. Unter dem Enkodieren versteht man, die Aufnahme der Information ins Gehirn. Dann findet der Prozess des Speicherns statt, so wird die Information behalten. In der dritten Phase, die des Abrufens, ist man in der Lage gelernte Informationen oder Erinnerungen an Ereignisse abzurufen.[58]

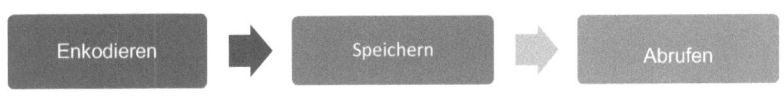

Abbildung 1: Die drei Stufen des Gedächtnisprozesses eigene Darstellung nach Becker-Carus und Wendt (2017), Kap.8

Als Grundlage zur Veranschaulichung des Gedächtnisses dient häufig das Mehrspeicher-Modell von Atkinson und Shiffrin aus dem Jahr 1968. Sie postulieren die Präsenz von drei Gedächtnisspeichern, welche sich nach Art der Informationen, Verbleibdauer der Informationen und Informationsmenge unterscheiden.[59]
Dabei handelt es sich um das sensorische Gedächtnis, das Kurzzeitgedächtnis und das Langzeitgedächtnis.

---

[55] Myers (2014), S.328
[56] Vgl. Horstmann, Dreisbach (2017), S.222-223
[57] Vgl. Myers (2014), S.328
[58] Vgl. Becker-Carus, Wendt (2017), Kap. 8
[59] Vgl. Becker-Carus, Wendt (2017), Kap. 8

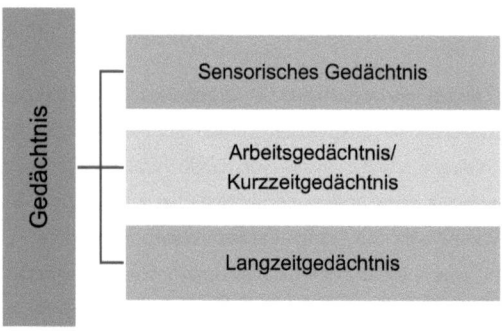

Abbildung 2: Eigene Darstellung (2022)

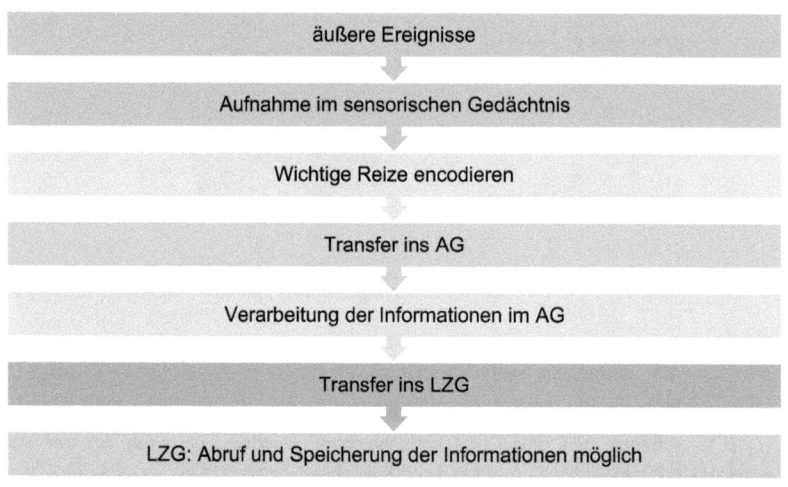

Abbildung 3: Vereinfachtes Gedächtnismodell eigene Darstellung nach Becker-Carus, Wendt (2017), Kap.8; Myers (2014), S.351

3.2. Das sensorische Gedächtnis

Das sensorische Gedächtnis ist essentiell für die mögliche Weiterverarbeitung von Informationen im KZG. Die Sinnesorgane nehmen sensorische Informationen wahr und wandeln diese in perzeptuelle Repräsentationen um, wie z.B. Gerüche und Geräusche. Diese Informationen werden anhand verschiedener Prozesse in beständigere Informationen konvertiert.[60] Die sinnesspezifischen Reize werden von den jeweiligen Sinnesorganen aufgenommen und im sensorischen Gedächtnis verarbeitet. Die Aufnahme der Reize passiert sehr flüchtig, etwa einige Hundert Millisekunden, sodass der Mensch dies nicht bemerkt.[61] Das sensorische Gedächtnis zeichnet sich durch eine hohe Kapazität aus, somit kann es eine enorme Fülle an Informationen aufnehmen, die Verbleibdauer ist hingegen extrem kurz, sodass ein Erinnern in diesem Fall nicht möglich ist.[62] Das ikonische und das echoische Gedächtnis sind Teil des sensorischen Gedächtnisses und in der Forschung am besten untersucht, jedoch laufen dieselben Prozesse auch für die anderen Sinnesorgane ab.[63]

3.3. Das Kurzzeitgedächtnis

Vom sensorischen Gedächtnis gehen die ausgewählten Informationen, also jene auf die der Mensch, seine Aufmerksamkeit gelenkt hat, in das KZG über. Somit gelangen nur Teile des sensorischen Gedächtnisses in das Kurzzeitgedächtnis.[64] Als Synonym für das KZG wird oft vom Arbeitsgedächtnis geredet. Im Arbeitsgedächtnis findet eine bewusste und aktive Verarbeitung der ausgewählten Informationen statt, damit diese ins LZG gespeichert werden können.[65] Das Retentionsintervall im KZG liegt im Durchschnitt bei 20 Sekunden oder die Gedächtnisspanne beträgt circa sieben Einheiten.[66] Wenn ein Inhalt nicht verarbeitet wurde, wird er vergessen und es findet kein Transfer ins LZG statt.[67] Anhand verschiedener Techniken findet die Verarbeitung des Informationen aus dem KZG statt, diese unterstützen den Übergang in das LZG der verarbeiteten Informationen.[68] Eine der Techniken ist das Rehearsal, die Person wiederholt andauernd eine gewisse Information bis sie diese nicht mehr vergisst. Somit ist die Chance erhöht,

---

[60] Vgl. Gruber (2011), S.15
[61] Vgl. Buchner, Brandt (2017), S. 1252; vgl. Becker-Carus, Wendt (2017), Kap.8
[62] Vgl. Gruber (2011), S.15-18; vgl. Becker-Carus, Wendt (2017), Kap.8
[63] Vgl. Gruber (2011), S.18 vgl. Becker-Carus, Wendt (2017), Kap.8; vgl. Buchner, Brandt (2017), S.1323
[64] Vgl. Gruber (2011), S.23; vgl. Becker-Carus, Wendt (2017), Kap.8
[65] Vgl. Becker-Carus, Wendt (2017), Kap.8
[66] Vgl. Gruber (2011), S.24-25; vgl. Becker-Carus, Wendt (2017), Kap.8
[67] Vgl. Becker-Carus, Wendt (2017), Kap.8
[68] Vgl. Becker-Carus, Wendt (2017), Kap.8

dass ein Übergang in das LZG stattfindet.[69] Auf das Erläutern weiterer Techniken wird in diesem Kapitel verzichtet.

Im KZG werden die Informationen mit ihrer jeweiligen Bedeutung ins LZG encodiert. Das KZG zeichnet sich durch eine geringe Aufnahmekapazität und eine kurze Verbleibdauer aus.[70]

3.4. Das Langzeitgedächtnis

Auf der dritten Stufe der Verarbeitung spricht man vom LZG, dabei handelt es sich um den Speicher der im KZG encodierten Inhalte. Die im LZG gespeicherten Informationen können von Minuten bis über Jahre hinwegreichen.[71] Man geht davon aus, dass die im LZG gespeicherten Inhalte potenziell lebenslang zum Abruf verfügbar sind. Die Speicherkapazität wird als möglicherweise unendlich angesehen, somit handelt es sich hierbei um das umfassendste Gedächtnissystem.[72] Bei denen im LZG gespeicherten Inhalten handelt es sich um Erfahrungen, Fakten, Schemata, Emotionen, Fertigkeiten und die erlernten Sprachen.[73] So kann man das LZG in zwei verschiedene Arten unterteilen, so gibt es das explizite oder deklarative und das implizite oder prozedurale Gedächtnis.[74]

Im prozeduralen Gedächtnis sind implizite Gedächtnisinhalte gespeichert, solche sind Handlungsabläufe, Gewohnheiten, motorisches Lernen und emotionales Lernen. Das implizite Gedächtnis ist unabhängig von der bewussten Erinnerung, also der expliziten Kognitionen.[75] Ein Beispiel für das prozedurale Gedächtnis ist eine Gitarristin, die sich Tonfolgen auf der Gitarre spielen kann, ohne sich explizit jede Note vorzustellen, bevor sie sie spielt.[76]

Die Gedächtnisinhalte im deklarativen Gedächtnis beziehen sich auf bewusst erlernte Fakten und explizite Ereignisse, an die man sich bewusst erinnern und die auch deklariert werden können.[77] Des weiteren, kann das explizite Gedächtnis in das semantische und das episodische Gedächtnis unterteilt werden.[78] Im semantischen Gedächtnis werden Fakten sowie allgemeines Wissen, während im episodischen Gedächtnis Ereigniswissen und autobiographische Erfahrungen gespeichert werden.[79]

[69] Vgl. Becker-Carus, Wendt (2017), Kap.8
[70] Vgl. Becker-Carus, Wendt (2017), Kap.8
[71] Vgl. Becker-Carus, Wendt (2017), Kap.8
[72] Vgl. Becker-Carus, Wendt (2017), Kap.8
[73] Vgl. Becker-Carus, Wendt (2017), Kap.8
[74] Vgl. Buchner, Brandt (2017), S. 1264-1268; vgl. Zilles (2010), S.754
[75] Vgl. Zilles (2010), S.754
[76] Vgl. Zilles (2010), S.754
[77] Vgl. Becker-Carus, Wendt (2017), Kap. 8
[78] Vgl. Buchner, Brandt (2017), S. 1264-1268; vgl. Zilles (2010), S.754
[79] Vgl. Zilles (2010), S.754

14

Erleidet jemand eine Läsion an beiden Hippocampi, so verliert diese Person die Fähigkeit sich Gesichter und Namen zu merken, sowie auch die Möglichkeit sich an neue Ereignisse zu erinnern.[80] Diese Läsion betrifft also das deklarative Gedächtnis, spezifischer das episodische Gedächtnis.[81]

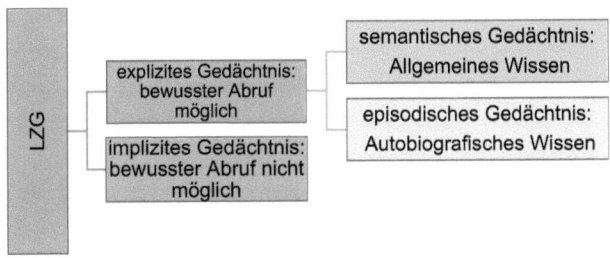

Abbildung 4: Klassifikation der Gedächtnisprozesse eigene Darstellung nach Becker-Carus, Wendt (2017), Kap.8

Im LZG werden 3 Phasen der Informationsverarbeitung durchlaufen: die Encodierung, die Konsolidierung und die Speicherung. Die vom KZG aufgenommenen und encodierten Inhalte werden im LZG encodiert. Dann werden die Informationen im Übergang zu Speicherung konsolidiert. Anschließend werden die verarbeiteten und konsolidierten Inhalte im LZG gespeichert und sind mehr oder weniger zum Abruf bereit.[82]

3.5. Hippocampus

Der Hippocampus gilt als „neuronales Zentrum des limbischen Systems im Temporallappen, das Äquivalent des Gehirns zu einer „Speichern"-Taste für explizite Erinnerungen."[83] Somit ist der Hippocampus an der endgültigen Speicherung der Inhalte beteiligt. Dieser ist jedoch nicht für die Speicherung aller Inhalte zuständig, sondern wie bereits angegeben, für das Speichern deklarativer Inhalte, also Fakten, Namen und für das Erinnern an Räumlichkeiten.[84] Jedoch ist der Hippocampus nicht der endgültige Ort der Speicherung, sondern fungiert als Übergang und unterstützt die Konsolidierung der

---

[80] Vgl. Zilles (2010), S.754
[81] Vgl. Zilles (2010), S .754
[82] Vgl. Becker-Carus, Wendt (2017), Kap.8
[83] Myers (2014), S.339
[84] Vgl. Myers (2014), S.339; vgl. Gerrig (2018), S.293

encodierten Informationen.[85] Die Konsolidierungshypothese, die dem Hippocampus eine wesentliche Funktion zuweist, nämlich, die der Konsolidierung der Lernerfahrungen, wurde bereits von Müller und Pilzecker postuliert, sowie auch von Scoville und Milner im Jahr 1957 von der Standard-Konsolidierungstheorie ausgingen, welche heutzutage nicht mehr viele Anhänger hat.[86] Die Konsolidierungshypothese erklärt, dass eine Gedächtnisspur einer Information über eine gewisse Zeit stattfindet und somit noch im Gedächtnis gefestigt, also konsolidiert wird.[87] Als zentrale Verknüpfungsstelle zwischen verschiedenen Netzwerken, gilt der Hippocampus als besonders bedeutend in der Gedächtnisbildung und der Verhaltensregulation. Der Hippocampus ist an der Gedächtnisbildung im expliziten Gedächtnis, Raumorientierung und an der emotionalen Verhaltens- und Stressregulierung beteiligt.[88]

Der Hippocampus gehört also zum limbischen Systems des Gehirns und ist aus verschiedenen Teilen zusammengesetzt.[89] Aufgrund seiner Seepferdchen Form, heißt die Struktur Hippocampus.[90] Auch ist er Teil des Cortex, gehört jedoch nicht zum Neocortex. „Er liegt am medialen Rand des cerebralen Cortex, wo sich dieser in den medialen Temporallappen zurückfaltet."[91] Die Hippocampusformation wird aus dem Cornu ammonis, dem Ammonshorn, dem Gyrus dentatus und dem Subiculum gebildet.[92] Der Hippocampus ist eine der wenigen Strukturen, welche auf Lebenszeit neue Zellen bildet und seine Funktion im Normalfall aufrechterhält.[93]

Bei einer Läsion der linken Seite des Hippocampus, hat der bzw. die Betroffene Probleme verbale Informationen ins LZG zu transferieren und diese später abzurufen.[94] Probleme visuelle Informationen sowie besuchte Orte abzurufen, treten bei einer rechtsseitigen Läsion des Hippocampus auf.[95]

Am Fall von H.M konnte erkannt werden, dass der Hippocampus, wie bereits zuvor erwähnt, nicht der endgültige Speicherort der Lerninhalte ist. Das Altgedächtnis von H.M war bis auf die zwei letzten Jahre vor der bilateralen mediotemporalen Lobektomie völlig intakt. Schlussfolgernd zu dieser Erkenntnis werden die weit zurückliegenden Inhalte nicht im Hippocampus gespeichert. Wie auch am Fall von H.M erkannt wurde, war das AG intakt und ist somit nicht abhängig vom Hippocampus.[96] Des weiterem, wurde

---

[85] Vgl. Becker-Carus, Wendt (2017), Kap.8
[86] Vgl. Becker-Carus, Wendt (2017), Kap.8; vgl. Pinel, Barnes, Pauli (2019), S.357
[87] Vgl. Becker-Carus, Wendt (2017), Kap.8; vgl. Pinel, Barnes, Pauli (2019), S.357
[88] Vgl. Reuter, Bartsch (2013), S.43
[89] Vgl. Stapel (2017), S.30 ; vgl. Müller-Rudolf (2017)
[90] Vgl. Müller-Rudolf (2017) ; vgl. Korf (2011)
[91] Pinel, Barnes, Pauli (2019), S.84
[92] Vgl. Trepel (2017), S.211; vgl. Rudolf-Müller (2017)
[93] Vgl. Korf (2011)
[94] Vgl. Reuter, Bartsch (2013), S.45
[95] Vgl. Reuter, Bartsch (2013), S.45
[96] Vgl. Markowitsch (2018)

aufgrund von Experimenten festgestellt, dass das implizite LZG in keinem Zusammenhang mit dem deklarativen LZG steht, da H.M weiterhin in der Lage war implizite Inhalte zu erlernen ohne sich an die Lernvorgänge zu erinnern.[97]

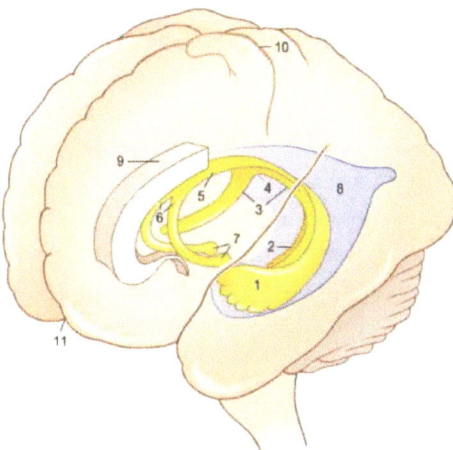

Abb. 9.16 Lage des Hippocampus und des Fornix in den Hemisphären.
1 Hippocampus mit Pes hippocampi (nur für die linke Hirnhälfte dargestellt), **2** Gyrus dentatus (nur für die linke Hirnhälfte dargestellt). Der Hippocampus setzt sich unterhalb des Balkens (Corpus callosum) strukturell fort in die **3** Crura fornicis, die über die **4** Commissura fornicis in das **5** Corpus fornicis übergehen. Dieses teilt sich rostral wieder in die beiden **6** Columnae fornicis, die schließlich in den **7** Corpora mammillaria enden. **8** Hinterhorn des Seitenventrikels (nur für die linke Hirnhälfte dargestellt), **9** Corpus callosum (seitlich und in der Mitte nach dorsal abgetrennt), **10** Sulcus centralis, **11** Fissura longitudinalis cerebri (Interhemisphärenspalt). [T873, L126]

Abbildung 5: Lage des Hippocampus und des Fornix in den Hemisphären nach Trepel (2017), S.211

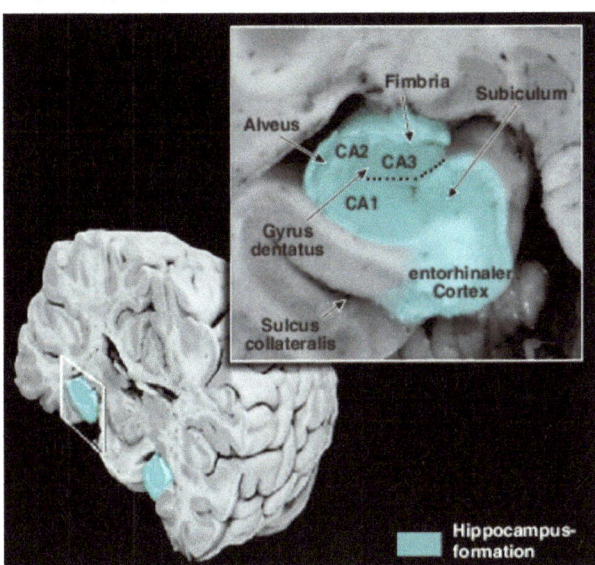

Abbildung 6: Schematische Darstellung der Hippocampusformation nach Buchner und Brandt (2017), S.1262

---

[97] Vgl. Shah, Pattanayak, Sagar (2014), S.92

4. Das amnestische Syndrom

Amnesie stammt aus dem Griechischen, „a" bedeutet „ohne" und „mneme" bedeutet „Gedächtnis". Amnesie ist wörtlich übersetzt ohne Gedächtnis.[98] Somit betrifft eine vorliegende Amnesie das Gedächtnis einer Person und fällt unter die Kategorie der Gedächtnisstörungen. Auch gibt es verschiedene Formen der Gedächtnisstörung: die retrograde Amnesie, die anterograde Amnesie, die globale Amnesie, die transiente globale Amnesie, die kongrade Amnesie und die psychogene Amnesie.[99]

Beim Patienten H.M sind nur die retrograde sowie die anterograde Amnesie von Relevanz, sodass im Rahmen dieser Arbeit ausschließlich auf diese beiden Formen des Gedächtnisverlusts eingegangen wird. Bei H.M lag eine akute anterograde Amnesie und eine leichte retrograde Amnesie vor.[100] Unter Kapitel 5 werden die Auswirkungen der Amnesie bei H.M genauer erläutert.

Die retrograde Amnesie tritt häufiger nach einem Hirntrauma auf, als die anterograde Amnesie.[101] Diese betrifft die Erinnerungen an die Ereignisse die vor dem Hirntrauma oder eben der Amnesie stattgefunden haben.[102] Verschiedene bereits geschaffene Erinnerungen sind unzugänglich für den bzw. die Betroffene, meist handelt es sich bei den vergessenen Erinnerungen eher um jene Ereignisse, die kurz vor der Amnesie stattgefunden haben und betrifft weniger häufig sehr weit zurückliegende Erinnerungen.[103] Diese Form der Amnesie kann von sehr kurzer Zeit, wie Minuten bis über Monate hinweg andauern und tritt fast ausnahmslos mit einer anterograden Amnesie auf.[104]

Ein, von einer anterograden Amnesie, Betroffener kann keine neuen Erinnerungen schaffen.[105] Dabei ist vor allem das episodische Gedächtnis des expliziten Gedächtnisses betroffen, das semantische Gedächtnis ist eher selten beeinträchtigt.[106] Da die anterograde Amnesie das deklarative Gedächtnis betrifft, bleibt das prozedurale Gedächtnis intakt.[107] Die Ursache einer anterograden Amnesie ist eine beidseitige Schädigung des Hippocampus. Da sich die Zellen des Hippocampus jedoch erneuern können, kann die anterograde Amnesie zeitlich begrenzt auftreten.[108] Das AG ist bei der

---

[98] Vgl. Müller, Schrör (2019)
[99] Vgl. Müller, Schrör (2019)
[100] Vgl. Ogden, J. (2012)
[101] Vgl. Müller, Schrör (2019)
[102] Vgl. Müller, Schrör (2019); vgl. Wallesch (2013), S.180
[103] Vgl. Müller, Schrör (2019)
[104] Vgl. Goldenberger (2007), S.24; vgl. Wallesch (2013), S.180
[105] Vgl. Goldenberger (2007), S.24
[106] Vgl. Pinel, Bernes, Pauli (2019), S.351
[107] Vgl. Reuter, Bartsch (2013), S.43
[108] Vgl. Reuter, Bartsch (2013), S.45

anterograden Amnesie nicht betroffen und arbeitet weiterhin problemlos, jedoch findet keine Encodierung und Speicherung ins LZG statt.[109] Die Abbildung zeigt, dass das bereits bestehende Gedächtnis, hier das Altgedächtnis, weiterhin intakt ist, während nach der Hirnverletzung kein neues Gedächtnis mehr geschaffen werden kann. Es werden keine neuen Erinnerungen konsolidiert und im LZG aufbewahrt.

5. Patient H.M

5.1. Vor der Operation

In Kapitel 1, der Einleitung, wurde der Fall des Patienten H.M kurz erläutert. Außerdem wurden in den jeweiligen Kapiteln, Referenzen zu H.M gezogen.

Henry Gustav Molaison, bekannt als H.M, wurde am 26 Februar 1926 als ein reifes Neugeborenes geboren. Seine Kindheit war nicht ereignisreicher als die anderer Kinder damals.[110] Jedoch erlitt H.M eine leicht Kopfverletzung aufgrund eines Fahrradunfalls, da sich das Alter in den verschiedenen medizinischen Berichten jedoch voneinander unterscheidet, sodass man sich auf eine Verletzung zwischen dem siebten und dem neunten Lebensjahr festgelegt hat.[111] Im Alter von zehn Jahren bekam H.M den ersten Petit Mal Anfall, welche sich nach dem ersten Auftreten weiter häuften.[112] In Molaisons Familienanamnese väterlicherseits liegt eine Häufung von Epilepsieerkrankungen vor.[113] Zum einen wurde angenommen, dass die Entwicklung der Epilepsie auf den Fahrradunfall zurückzuführen ist, jedoch gab es keine Indikationen für Hirnschädigungen, die durch den Unfall verursacht wurden.[114] Molaisons Epilepsie könnte auch auf die familiäre Häufung zurückgeführt werden, auch dies ist nicht bewiesen, somit wird sich auf einen Entstehungsgrund nicht festgelegt.[115]

An seinem fünfzehnten Geburtstag, erlitt H.M seinen ersten Grand-Mal-Anfall. Nach seinem ersten Anfall traten regelmäßige tonisch-klonische Anfälle auf.[116] Zudem erlitt er täglich ca. zehn Absence-Anfälle. Die Anfälle häuften sich weiter, obwohl H.M eine hohe Dosis Antikonvulsiva einnahm. Molaison wurde mit einer Kombinationstherapie,

---

[109] Vgl. Müller, Schrör (2019)
[110] Vgl. Corkin (2013), S.3
[111] Vgl. Corkin (2013), S.4-5
[112] Vgl. Corkin (2013), S.5
[113] Vgl. Corkin (2013), S.5
[114] Vgl. Corkin (2013), S.5
[115] Vgl. Corkin (2013), S.5
[116] Vgl. Shah, Pattanayak, Sagar (2014), S.91

mehrerer Antiepileptika behandelt.[117] Da H.M nicht auf die hohen Dosen reagierte, führte der Neurochirurg Dr. William Scoville die bilaterale mediale Lobektomie durch, welche die Entfernung von Teilen der beiden medialen Temporallappen, sowie große Teile beider Hippocampi beinhielt.[118] Obwohl die genaue Hirnregion, die für Molaisons Anfälle als Ursprung diente, nicht mithilfe des EEG identifiziert werden konnte, entschied sich H.M für die damals sehr experimentelle Operation, welche am 25. August 1953 durchgeführt wurde.[119]

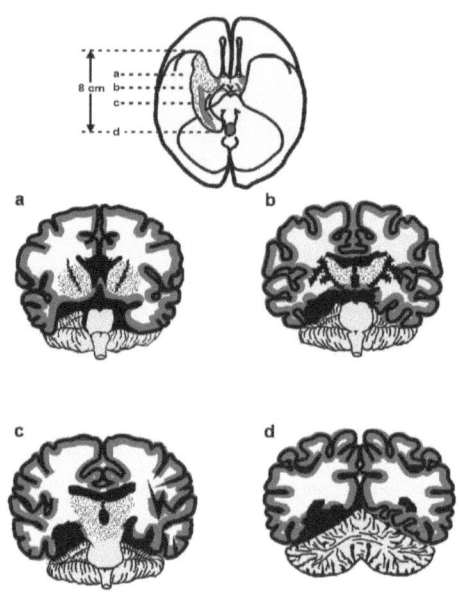

Abb. 1: Schematische Ansicht des Gehirns des Patienten H. M. von unten. Dargestellt ist für die rechte Hirnhälfte das Ausmaß der Resektion und die Lage der darunter gezeigten Querschnitte a-d, die ebenfalls wieder nur für eine Hirnhälfte das Ausmaß der operativen Gewebsentfernung zeigen; die andere ist zur Demonstration intakt gezeigt. Tatsächlich erfolgte die Resektion aber in beiden Hemisphären (nach Abb. 2, [147]).

Abbildung 7: Darstellung der entfernten Hirnteile von H.M nach Markowitsch und Borsutzky (2003), S.2

5.2. Nach der Operation

Während seinem Krankenhausaufhalt wurde festgestellt, dass H.M am amnestischen Syndrom, also einer totalen anterograden Amnesie und einer leichten retrograden

---

[117] Vgl. Markowitsch (2006), S.449 ; vgl. Corkin (2013), S.15
[118] Vgl. Corkin (2013), S.17
[119] Vgl. Corkin (2013), S.19

Amnesie, litt. Es fiel auf, dass er nicht wusste, wo er sich befindet, wenn er danach gefragt wurde, noch erkannte er die Krankenschwestern wieder, welche sich bereits mehrere Tage um ihn kümmerten.[120] H.M war somit nicht mehr in der Lage die Inhalte seines KZG ins deklarative LZG zu transferieren.

Im Fall von H.M kann man von einem Moment-zu-Moment Gedächtnis sprechen, denn er lebte nur noch im Moment. Er konnte jeden Tag, die gleiche Zeitung lesen ohne sich zuvor an den Inhalt zu erinnern.[121] Des weiteren, erkannte er Corkin nicht wieder, obwohl sie schon Jahrzehnte mit H.M arbeitete. Er war nicht in der Lage sich ihren Namen zu merken und glaubte sie aus seiner Sekundarschulzeit zu kennen.[122] Bereits nach dem er sein Mittagessen abschloss, hatte er vergessen, dass er gegessen hat. Auch konnte er immer wieder dasselbe Puzzle zusammensetzen.[123] Dies zeigte, dass vor allem sein episodisches Gedächtnis betroffen war.

Beim Zahlenspanne+1 Test, gelang H.M auch nach dem 25. Durchgang nicht sich eine Acht-Ziffern-Folge zu merken, eine Sieben-Ziffern-Folge, war die maximale Leistung seines KZG.[124] Diese Zahlenspanne liegt durchaus im Normalbereich. Sein KZG war somit intakt. Die Einschränkung des Transfers ins deklarative LZG, bewies der Test, wenn man den Vergleich zu gesunden Personen zog, diese konnten sich nach 25 Durchgängen bereits 15 Ziffern merken.[125]

Das Lernen von motorischen Fähigkeiten war weiterhin möglich, denn dabei wird der Transfer in das prozedurale LZG beansprucht. Dies konnte gezeigt werden, da H.M in der Lage war zu lernen, einen Rollator zu benutzen. Das Lernen ging langsamer vonstatten, aber es fand trotzdem statt.[126]

H.M war weiterhin in der Lage die Intensität der Gerüche zu riechen, jedoch konnte er nicht mehr den verschiedenen Gerüchen, die passenden Namen zuordnen.[127] Wenn es nach Rosen roch, konnte er erkennen, wie intensiv es nach ihnen roch. Er war nur nicht in der Lage den Geruch zu benennen.

Sein semantisches Gedächtnis war nicht betroffen, denn er war weiterhin in der Lage erlerntes Faktenwissen abzurufen. Er war in der Lage neue Inhalte zu erlernen, welche erst nach seiner Operation erlernt werden konnte. So wusste er von der Ermordung von JFK und konnte auch den Initialen JFK den Namen John F. Kennedy. Er war jedoch nicht in der Lage zu erklären, wo und wann er diese Information gelernt hatte.[128]

---

[120] Vgl. Markowitsch (2006), S.449
[121] Vgl. Corkin (2013), S. 91
[122] Vgl. Corkin (2013), S.xiii
[123] Vgl. Corkin (2013), S.91
[124] Vgl. Pinel, Barnes, Pauli (2019), S.348-350
[125] Vgl. Pinel, Barnes, Pauli (2019), S.348
[126] Vgl. Shah, Pattanayak, Sagar (2014), S.92
[127] Vgl. Shah, Pattanayak, Sagar (2014), S.92
[128] Vgl. Markowitsch (2018)

Sein IQ war auch nicht beeinträchtigt, vor der Operation betrug sein IQ-Wert 104, was auf eine durchschnittliche Intelligenz schließen lässt. Dieser Wert wurde höchstwahrscheinlich von seinen Petit-Mal-Anfällen während des Tests beeinflusst. Nach seiner Operation lag sein Wert bei 112.[129]

Seine Sprachproduktion und sein Sprachverständnis litten nicht unter der Beeinträchtigung, denn er war weiterhin in der Lage auf Fragen sinngemäß zu antworten, sowie doppeldeutige Witze zu verstehen.[130] Wie Gespräche mit Corkin zeigten, war H.M sich auch seiner Gedächtnisdefizite bewusst, jedoch nicht wie ausgeprägt diese waren.[131]

6. Therapien

Bevor die verschiedenen Therapieformen erläutert werden, werden noch die Rahmenbedingungen der Therapie erklärt. Darunter fallen die Therapieziele, die beteiligten Akteure und das Therapiesetting.[132]

Die Therapie beginnt bereits während der Frührehabilitation und muss ein schützendes Setting für die Patienten darstellen, besonders jene mit schweren Gedächtnisstörungen oder mit begleitenden kognitiven Defiziten, sowie jene mit Weglauftendenz benötigen ein Umfeld, indem sie sich wohl und geschützt fühlen.[133] „Eine möglichst verständnisvolle, akzeptierende und angstfreie Atmosphäre mit mittlerem Erregungsniveau ist für die Therapie."[134]

Ein spezialisierter, multidisziplinärer und individuell angepasster Therapieansatz ist von großer Wichtigkeit während der Rehabilitation der Betroffenen.

An der Rehabilitation der Patienten sind ganze therapeutische Teams, verschiedener Bereiche mit ausgebildeten Fachkräften, beteiligt, sowie die Patienten bzw. Patientinnen und deren Angehörige.[135]

Die Angehörigen werden in die Therapie miteinbezogen und erhalten die nötige Unterstützung, die sie im Umgang mit dem Betroffenen benötigen.[136]

Des weiteren, sind die Therapieziele von großer Wichtigkeit, dabei ist zu beachten, dass das oberste Ziel nicht die volle Wiedererlangung der Gedächtnisfunktionen ist, sondern

---

[129] Vgl. Markowitsch (2006), S.449
[130] Vgl. Markowitsch (2006), S.449
[131] Vgl. Corkin (2013), S.xi
[132] Vgl. Suchan (2020), S.18
[133] Vgl. Völzke (2020), S.45
[134] Völzke (2020), S.45
[135] Vgl. Völzke (2020), S.45
[136] Vgl. Völzke (2020), S.45

die Verbesserung der momentanen Situation und eine Anpassung an das neue Leben des Betroffenen.[137] Die Therapieziele sind abhängig vom Schweregrad der Gedächtnisstörung, den begleitenden neuropsychologischen Störungen, sowie von den Wünschen des Patienten bzw. der Patientin.[138]

Folgend werden drei Arten von Therapien voneinander unterschieden: Funktionstherapien, Kompensationstherapien und integrative Behandlungsmethoden.

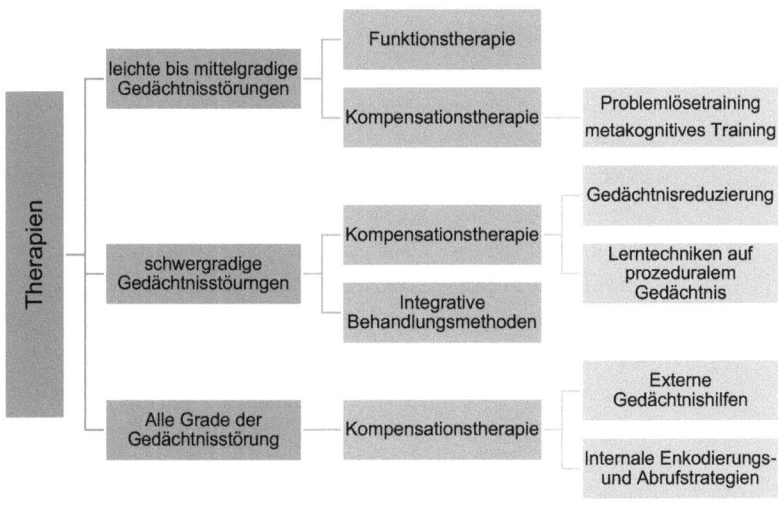

Abbildung 8: Therapien bei Gedächtnisstörungen eigene Darstellung nach Thöne-Otto und Cramon (2010), S.173-184; Völzke (2020), S.56

6.1. Funktionstherapie

Die Funktionstherapie wird bei Patienten mit leichten Gedächtnisstörungen angewandt.[139] Sinnvoll ist der Einsatz der Funktionstherapie nur, wenn noch eine

---

[137] Vgl. Gauggel (2013), S.347; vgl. Stapel (2018), S.29
[138] Vgl. Gauggel (2013), S.347
[139] Vgl. Völzke (2020), S.48

Möglichkeit zur Konsolidierung von Erinnerungen und Lernereignissen stattfinden kann.[140] Da dies bei einer schweren anterograden Amnesie oft nicht möglich ist, so wie bei H.M, hilft die Funktionstherapie oftmals nicht. Aufgrund dessen werden die Aspekte der Funktionstherapie nur kurz erläutert, jedoch nicht weiter vertieft.

Das Konzept der Funktionstherapie basiert auf dem direkten Üben der beeinträchtigten Funktion, wie die Aufmerksamkeit und die Realitätsorientierung und soll so für eine funktionelle Verbesserung sorgen.[141] Des weiteren, fällt unter diese Therapieform, das übende Funktionstraining von Gedächtnisleistungen.

Das Training der Aufmerksamkeit findet bereits während der Phase der Frührehabilitation statt und kann sich auf die Gedächtnisleistung positiv auswirken, wenn zuvor eine gezielte Auswahl der zu trainierenden Aufmerksamkeitsparameter stattgefunden hat.[142] Nicht nur eine gezielte Auswahl der Aufmerksamkeitsparameter, sondern auch der Aufgaben, die trainiert werden, ist wichtig, denn die Auswahl der passenden Aufgaben zum jeweiligen Aufmerksamkeitsparameter, trägt maßgeblich zum Therapieerfolg bei.[143]

Das Training der Realitätsorientierung ist vor allem in der Anfangszeit essentiell, da die Betroffenen oft nicht wissen, wo sie sich befinden und die Zeit nicht einschätzen können, z.B. um welchen Tag oder Monat es sich handelt.[144] Auch fällt es ihnen sich in der für sie unbekannten Umgebung zurecht zu finden. Orientierende Hilfen, welche gut sichtbar, beschriftet mit großer Schrift und mit Bildern versehen sind, helfen beim Navigieren des Alltags.[145] Das Realitätsorientierungstraining wird in den klinischen Alltag integriert und findet so rund um die Uhr statt. Die Inhalte der Therapie müssen sehr eingeschränkt bleiben, denn die Überforderung des Patienten bzw. der Patientin muss vermieden werden. So sollen auch nur Fragen gestellt werden, auf die der bzw. die Betroffene eine sichere Antwort weiß.[146]

Eine weitere Variante ist das übende Funktionstraining zur Verbesserung des Gedächtnisleistungen, welche mithilfe eines computergestützten Trainingsprogramms durchgeführt wird. Der Patient bzw. die Patientin legt den eigenen Fortschritt fest, bekommt durch das Programm fortlaufendes Feedback, während die visuelle Darstellung der Trainingseinheiten besonders ansprechend gestaltet ist.[147] Obwohl es sich um computergestütztes Training handelt, ist es unentbehrlich, dass der bzw. die

---

[140] Vgl. Thöne-Otto, Cramon (2010), S.174
[141] Vgl. Thöne-Otto, Cramon (2010), S.174
[142] Vgl. Thöne-Otto, Cramon (2010), S.174
[143] Vgl. Thöne-Otto, Cramon (2010), S.174
[144] Vgl. Stapel (2018), S.30
[145] Vgl. Thöne-Otto, Cramon (2010), S.174
[146] Vgl. Thöne-Otto, Cramon (2010), S.174; vgl. Stapel (2018), S.30-31
[147] Vgl. Thöne-Otto, Cramon (2010), S.174

Betroffene individuelle Unterstützung seitens des Therapeuten bzw. der Therapeutin erhält.[148]

6.2. Kompensationstherapie

Eine weitere Therapieform neben der Funktionstherapie ist die Kompensationstherapie, welche vor allem bei schweren Gedächtnisstörungen von großer Wichtigkeit ist, denn in diesem Fall ist es nicht mehr möglich die Funktionen wiederzuerlangen.[149] Das Konzept der Kompensationstherapie beruht auf dem Aufbau von unterstützenden Maßnahmen, die die Bewältigung des Alltags trotz der Gedächtnisstörung ermöglichen bzw. vereinfachen.[150] Des weiteren, kann diese Therapieform auch zeitgleich durchgeführt werden. „Bei der Kompensationstherapie kommt vor allem den intakten kognitiven Fähigkeiten sowie dem engeren sozialen Umfeld eine wesentliche Bedeutung zu."[151] So gibt es verschiedene Methoden der Kompensation, welche entweder vom Therapeuten und den Angehörigen oder von dem Patienten bzw. der Patientin selbst angewandt werden und bei verschiedenen Schweregraden von Gedächtnisstörungen eingesetzt werden.

6.2.1. Reduzierung der Gedächtnisanforderungen

Die Reduzierung der Gedächtnisanforderung wird von Therapeuten bzw. Therapeutinnen, sowie von Angehörigen angewandt und soll die Gedächtnisanforderungen des bzw. der Betroffenen verringern. So muss der bzw. die Betroffene nicht immer auf Gedächtnisinhalte zurückgreifen.[152] Diese Methode wird bei schweren Gedächtnisstörungen eingesetzt.[153] Bei der Umsetzung der Methode erschafft man Alltagsroutinen, gestaltet den Raum mithilfe von Hinweisschildern und die Angehörigen übernehmen die Erinnerungsfunktion anstatt des bzw. der Betroffenen.[154]

6.2.2. Lerntheoretisch fundierte Methoden

Zusätzlich zu den Kompensationstherapien gehören die lerntheoretisch fundierten Methoden, welche in drei Methoden aufgeteilt wird: die Lerntechniken basierend auf dem

---

[148] Vgl. Thöne-Otto, Cramon (2010), S.174
[149] Vgl. Völzke (2020), S.46
[150] Vgl. Thöne-Otto, Cramon (2010), S.175
[151] Thöne-Otto, Cramon (2010), S.173
[152] Vgl. Thöne-Otto, Cramon (2010), S.175; vgl. Völzke (2020), S.50
[153] Vgl. Thöne-Otto, Cramon (2010), S.175; vgl. Völzke (2020), S.50
[154] Vgl. Thöne-Otto, Cramon (2010), S.175; vgl. Völzke (2020), S.50

prozeduralen Gedächtnis, Enkodierungs- und Abrufstrategien und das Problemlösetraining.[155] Das Problemlösetraining und metakognitive Training werden in dieser Arbeit nicht näher erarbeitet.

6.2.3. Lerntechniken basierend auf dem prozeduralen Gedächtnis

Zu den Lerntechniken, welche sich auf das implizite Gedächtnis stützen, gehören das Errorless Learning, das Backward Chaining oder die Vanishing Cues und das Spaced Retrieval.[156] Diese Methoden können auch bei Patienten mit schweren Gedächtnisstörungen angewandt werden, da das prozedurale Gedächtnis im Normalfall noch intakt ist. Trotzdem ist eine hohe Anzahl an Wiederholungen nötig.

Beim Errorless Learning, also dem Fehlerfreien Lernen, wird auf das richtige Erlernen von Abläufen geachtet. Die Betroffenen sollen nicht zuerst die Abläufe mit Fehlern lernen, dann ihre Fehler erkennen und anschließend ihre Fehler korrigieren, um dann eine fehlerfreie Routine einzuüben. In diesem Fall kann es notwendig sein, dass der Therapeut bzw. die Therapeutin dem Patienten bzw. der Patientin die Aktivität vormacht oder ihm bzw. ihr beim Durchführen der Aktivität hilft. Ein selbstständiges Durchführen des Ablaufs soll erst erfolgen, wenn der bzw. die Betroffene den Vorgang fehlerfrei vorzeigen kann.[157]

Mithilfe des Backward Chaining können Fehler beim Erlernen von Abläufen sofort vermieden werden. Jede Handlung wird in kleine Teilschritte unterteilt und das Erlernen der Routine beginnt beim letzten Schritt. Der Patient bzw. die Patientin führen nur den letzten Schritt selbstständig durch, während die anderen vom Therapeuten bzw. der Therapeutin vorgezeigt werden. Gelingt ihnen der letzte Schritt selbstständig und fehlerfrei, so wird der vorherige Schritt vom Patienten bzw. der Patientin durchgeführt. Dies wird bis zur ersten Handlung aufrechterhalten und der bzw. die Betroffen ist danach in der Lage die ganze Handlungskette selbst auszuführen.[158]

Das Space Retrieval basiert auf dem zahlreichen Wiederholen neuer Informationen, Lernergebnisse und Routinen. Die gelernten Routinen und Inhalte werden in verschiedenen Intervallen abgerufen, anfangs kurze Intervalle bis zu immer länger werdenden Intervallen. Laut Schacter und seinen Mitarbeitern (1985) führt der verzögerte Abruf zu einer höheren dauerhafteren Behaltensquote.[159]

[155] Vgl. Thöne-Otto, Cramon (2010), S.175-178
[156] Vgl. Gauggel (2013), S.353; vgl. Thöne-Otto, Cramon (2010), S.176-178
[157] Vgl. Gauggel (2013), S.353; vgl. Thöne-Otto, Cramon (2010), S.176; vgl. Suchan, Thoma (2020), S.20
[158] Vgl. Gauggel (2013), S.353; vgl. Thöne-Otto, Cramon (2010), S.177
[159] Vgl. Thöne-Otto, Cramon (2010), S.177

6.2.4. Internale Enkodierung- und Abrufstrategien

Die internalen Enkodierungs- und Abrufstrategien werden bei allen Schweregraden der Gedächtnisstörungen angewandt.[160] Unter internalen Strategien versteht man den Einsatz von nicht sichtbaren mentalen Prozessen, die die Gedächtnisleistungen verbessern können.[161] Sie werden beim Erlernen von domänenspezifischem Wissen eingesetzt. Dabei handelt es sich um verbale oder visuelle Strategien, wie die Organisation von neuen Informationen, die Imagination als visuelle Repräsentation der neuen Informationen und das verbale Präzisieren neuer Inhalte indem sich der bzw. die Betroffene gezielt mit den neuen Inhalten auseinandersetzt.[162]

6.2.5. Externe Gedächtnishilfen

Eine weitere Kompensationstherapie ist der Einsatz von externen Gedächtnishilfen. Dabei kann es sich um elektronische oder nicht-elektronische Gedächtnishilfen handeln.[163] Zu den nicht-elektronischen Gedächtnishilfen zählen Notizbücher, Notizzettel, Pinnwände, Kurzzeitwecker und Kalender. Diese werden als externer Speicher für die Erinnerungen und neue Inhalte benutzt und können je nach Schweregrad der Gedächtnisstörung auch vom Patienten bzw. von der Patientin selbst eingesetzt werden. Gerade jene, die von einer schweren Gedächtnisstörung betroffen sind, benötigen Angehörige, die diese Aufgabe für sie übernehmen.[164] Bei intakten kognitiven Funktionen, welche nicht das Gedächtnis betreffen, können auch diese selbstständig die Gedächtnishilfen benutzen. Die Betroffenen, unabhängig des Schweregrades der Störung, müssen gezielt auf die Verwendung der Gedächtnishilfen trainiert werden.[165]

Zu den elektronischen Gedächtnishilfen zählen der Neuropage, das Handy, der Taschencomputer und der Voice Organizer. Der große Vorteil der elektronischen Gedächtnishilfen ist die Erinnerung an Termine, Medikamente und weiteres. Zudem werden diese auch als Speichereinsatz eingesetzt. Sie werden entweder durch Angehörige bedient oder unter Umständen durch den Patienten bzw. die Patientin selbst. Die Bedienungsanleitung, sowie die erforderliche Trainingszeit, muss auf jeden Patienten bzw. jede Patientin individuell angepasst werden.[166]

---

[160] Vgl. Thöne-Otto, Cramon (2010), S.175
[161] Vgl. Thöne-Otto, Cramon (2010), S.177
[162] Vgl. Thöne-Otto, Cramon (2010), S.177; vgl. Suchan, Thoma (2020), S.19
[163] Vgl. Thöne-Otto, Cramon (2010), S.175; vgl. Suchan, Thoma (2020), S.19; vgl. Wegner (2011), S.25
[164] Vgl. Thöne-Otto, Cramon (2010), S.181; vgl. Wegner (2011), S.25; vgl Völzke (2020), S.50
[165] Vgl. Thöne-Otto, Cramon (2010), S.182
[166] Vgl. Thöne-Otto, Cramon (2010), S.182-183; vgl. Wegner (2011), S.25-27

Bei schwer gestörten Betroffenen müssen weitere Anpassungen getroffen werden, wie „die Möglichkeit einer Spracheingabe, die Anpassung von Schriftgrößen und Signallautstärke sowie eine interaktive Führung durch Handlungsabläufe."

6.3. Integrative Behandlungsmethoden

Das Ziel der integrativen Behandlungsmethoden ist die Bewältigung des Alltags, und das Akzeptieren der neuen Lebensumstände. Integrative Behandlungsmethoden beruhen auf dem Konzept der psychotherapeutischen Methoden.[167] Die integrativen Behandlungsmethoden haben als übergeordnete Ziele, also keine Funktionsziele bei denen es um die Verbesserung der Gedächtnisleistung geht, sondern eher Teilhabeziele, bei denen die Patienten bzw. Patientinnen an der Therapie teilnehmen und sich mit ihren Gedächtnisdefiziten auseinandersetzen.[168]

6.3.1. Verhaltensmodifikation

Bei der Verhaltensmodifikation werden verhaltenstherapeutische Maßnahmen eingesetzt. Zuerst findet eine Verhaltensanalyse statt, bei der die Situationen analysiert werden, in denen die Gedächtnisstörung als besonders einschränkend erlebt wird. Aus dieser kann man dann auch die Therapieziele herleiten. Des weiteren, findet eine Analyse der Bedingungen statt, unter denen von den Betroffenen eine bessere Gedächtnisleistung gezeigt wird und jene eines effektiven Einsatzes der externen Gedächtnishilfen.[169]

6.3.2. Identitätsstärkung

Bei der Identitätsstärkung geht es, um die Stärkung des Selbstkonzeptes und die Akzeptanz der vorliegenden Gedächtnisstörung. Besonders eine schwere Gedächtnisstörung, wie die totale anterograde Amnesie, wie sie bei H.M vorlag, beeinflussen das Selbstbild des bzw. der Betroffenen maßgeblich. Die Patienten bzw. Patientinnen erfahren häufiges eigenes Versagen, welche das Selbstvertrauen mindern, und leben unter Bedingungen, die keine Erlebnisse gestatten, denn schon nach kurzer Zeit sind jegliche Erlebnisse vergessen.[170] Wie Corkin über H.M erklärte, lebte er immer

---

[167] Vgl. Thöne-Otto, Cramon (2010), S.183-184; vgl. Stapel (2018), S.35
[168] Vgl. Thöne-Otto, Cramon (2010), S.183
[169] Vgl. Thöne-Otto, Cramon (2010), S.183
[170] Vgl. Thöne-Otto, Cramon (2010), S.174

nur im Moment, denn vorherige Momente, getroffene Menschen und besuchte Städte waren bereits vergessen.[171]

6.3.3. Narrative Ansätze

Die narrativen Ansätze basieren sich auf das Erinnern an die Lebensgeschichte des Patienten bzw. der Patientin mitsamt der Erlebnisse, sowie den Fakten, wobei jene in diesem Fall eine untergeordnete Rolle spielen.[172]

6.3.4. Selbsterhaltungstherapie

Bei der SET handelt es sich um eine Gruppentherapie mit Fokus auf Personen mit schweren Gedächtnisstörungen. Die eigene Krankengeschichte wird besprochen, damit die eigene Beständigkeit bestehen bleibt oder um diese wiederherzustellen. Trotzdem wird individuell entschieden, ob diese Auseinandersetzung mit der eigenen Krankengeschichte den Patienten bzw. die Patientin zusätzlich belastet oder entlastet. Wenn zusätzliche Belastung besteht, kann sich die Therapie auf andere Lebensaspekte fokussieren.[173]

7. Diskussion

Der Fall von H.M brachte die Neurowissenschaften weit voran, denn damals war nicht bekannt, welche Hirnregionen für das Gedächtnis zuständig sind, noch war gewusst, dass es sich bei dem Gedächtnis um verschiedenen Gedächtnissysteme und Gedächtnisprozesse handelt. Aufgrund von Molaisons Entfernung des Hippocampus durch eine mediotemporale bilaterale Lobektomie gelang es den Wissenschaftlern die Gedächtnisforschung voranzutreiben, sowie dem Hippocampus seine Funktion zuzuschreiben.[174] Die Funktion des Hippocampus wurde im Kapitel des Gedächtnisses genau erläutert.

In jedem Kapitel der Arbeit wurde der Fall des Patienten H.M in Verbindung mit dem theoretischen Hintergrund des Kapitels gesetzt. Die Epilepsie wurde genau erläutert, dabei wurden die Prävalenz, die möglichen Ursachen, die verschiedenen Arten von Anfällen, sowie mögliche Therapien betrachtet und mit Molaisons vorliegender Epilepsie

---

[171] Vgl. Corkin (2013), S.xii
[172] Vgl. Thöne-Otto, Cramon (2010), S.184
[173] Vgl. Thöne-Otto, Cramon (2010), S.184
[174] Vgl. Squire (2009), S.1-6

in Verbindung gebracht. Bei H.M lag eine nicht behandelbare Epilepsie mit Absence, sowie mit tonisch-klonischen Anfällen vor.[175] Nach der Operation lag eine schwere Gedächtnisstörung, das amnestische Syndrom, bei H.M vor. Er litt unter einer anterograden Amnesie, welche den Transfer von neuen Erlebnissen und Informationen in sein deklaratives Gedächtnis nicht stattfinden ließ.[176] In der Arbeit wurden die verschiedenen Gedächtnissysteme, die dazugehörigen Gedächtnisprozesse, das amnestische Syndrom sowie die Konsequenzen für H.M genau beschrieben. Des weiteren, wurde ein kurzes Kapitel mit einer Zusammenfassung der wichtigsten Erkenntnisse eingearbeitet, welches den Fall von H.M mit einigen Beispielen, sowie seine Beeinträchtigungen und seine nicht beeinträchtigten Funktionen illustriert. Die Therapien für Gedächtnisstörungen wurden auch behandelt und aufgrund der jeweiligen Zielsetzung für Patienten mit Gedächtnisstörung, vor allem jene die von einer schweren Störung betroffen sind, zeigen, dass es keine Therapie zur Heilung der Gedächtnisstörung gibt. Der Fokus der Therapien liegt zwar auch auf der Besserung der Störung, jedoch wird hauptsächlich an der Identitätsstärkung, der Akzeptanz der Störung sowie an der Bewältigung des Alltags gearbeitet. Dabei werden auch die Angehörigen unterstützt und stark in die Therapie miteingebunden.[177]

8. Fazit und Ausblick

Obwohl der Fall von H.M die Neurowissenschaften sehr voranbrachte, wurde ihm in gewisser Weise die Zukunft gestohlen. Er erlebte nach seiner Operation immer denselben Tag, konnte keine neuen Menschen treffen und nicht für sich selbst sorgen. Er war immer auf seine Eltern angewiesen und lebte mit vielen Einschränkungen. Seine Epilepsie vor der Operation schränkte ihn auch maßgeblich ein. In diesem Fall kann man davon sprechen, dass ein Übel das andere Übel ersetzte.

Noch heute liegen keine Therapien vor, die die vorliegenden Gedächtnisstörungen sehr verbessern oder heilen können. Sie unterstützen die Bewältigung des Alltags mit verschiedenen Methoden, sind aber nicht in der Lage den Betroffenen ein Leben ohne Hilfe zu ermöglichen. Auch die Angehörigen leiden unter der Situation, denn entweder müssen die Erkrankten in einem Pflegeheim untergebracht werden oder die Angehörigen müssen sich vollkommen um sie kümmern. Somit wäre das übergeordnete zukünftige Ziel die Heilung oder die Möglichkeit zu einer großen Verbesserung der

---

[175] Vgl. Corkin (2013), S.16
[176] Vgl. Buchner, Brandt (2017), S.1262; vgl. Goldenberger (2007), S.24
[177] Vgl. Völzke (2020), S.45; vgl. Gauggel (2013), S.347; vgl. Stapel (2018), S.29; vgl. Thöne-Otto, Cramon (2010), S.174-184

Gedächtnisstörung, um den Betroffenen sowie den Angehörigen ein unbeschwertes Leben zu ermöglichen.

9. Literaturverzeichnis

Bauer, J. (2002), Epilepsie, Heidelberg, https://doi.org/10.1007/978-3-642-57519-8

Becker-Carus, C., Wendt, M. (2017), Allgemeine Psychologie, 2. Aufl., Berlin, https://doi.org/10-1007/978-3-662-53006-1_8

Berlit, P (2007), Basiswissen Neurologie, 5. Aufl., Heidelberg

Buchner, A., Brandt, M. (2017), Gedächtniskonzeptionen und Wissensrepräsentationen. In: Müsseler, J., Rieger, M. (Hrsg.), Heidelberg, S.1248-1353, https://doi.org/10.1007/978-3-642-53898-8_12

Corkin, S. (2013), Permanent Present Tense, New York

Gauggel, S. (2013), Neuropsychologische Therapie bei Gedächtnisstörungen. In: Bartsch, T., Falkai, P. (Hrsg.), Gedächtnisstörungen, Heidelberg, S.339-354, https://doi.org/10.1007/978-3-642-36993-3_25

Gerrig, R.J. (2018). Psychologie (21. Aktualisierte und erweiterte Auflage) Hallbergmoos: Pearson

Goldenberger, G. (2007), Neuropsychologie: Grundlagen, Klinik, Rehabilitation, München

Gruber, T. (2011), Gedächtnis, Wiesbaden, https://doi.org/10.1007/978-3-662-56362-5

Hamer, H., Winkler, F. (2016), Epilepsien. In: Hacke, W. (Hrsg.), Neurologie, Heidelberg, S.391-425, https://doi.org/10.1007/978-3-662-46892-0

Horstmann, G., Dreisbach, G. (2017), Allgemeine Psychologie 2, Weinheim

Korf, H.-W. (2011), Der Hippocampus, https://www.dasgehirn.info/grundlagen/anatomie/der-hippocampus?gclid=EAIaIQobChMIzcOiy_CR-QIVQbTVCh0pAgEHEAAYASAAEgLxEPD_BwE , abgerufen am 23.0.2022

Krämer, G., Rüegg, S. (2021), Anfallsformen, https://www.epi.ch/ueber-epilepsie/einstieg/anfallsformen/ , abgerufen am 21.07.2022

Markowitsch, H. J. (2006) Neuroanatomie und Störungen des Gedächtnisses, In: Karnath, H. O., Thier, P. (Hrsg.), Neuropsychologie, 2. Aufl., Heidelberg, S. 437 -467

Markowitsch, H. J. (2018), Der Mann ohne Gedächtnis, https://www.dasgehirn.info/denken/gedaechtnis/der-mann-ohne-gedaechtnis, abgerufen am 28.08.2022

Markowitsch, H. J., Borsutzky, S. (2003), Gedächtnis und Hippocampus des Menschen. Neurol Rehabil, 9(1), S.1-14

Müller-Rudolf, E. (2017), Hippocampus, https://www.netdoktor.de/anatomie/gehirn/hippocampus/ , abgerufen am 23.07.2022

Müller, I., Schrör, S. (2019), Amnesie, https://www.netdoktor.de/symptome/amnesie/ , abgerufen am 24.07.2022

Myers, D.G. (2014). Psychologie. (3. Vollständig überarbeitete und erweiterte Auflage) Berlin: Springer

Ogden, J. (2012), HM, the Man with No Memory, https://www.psychologytoday.com/us/blog/trouble-in-mind/201201/hm-the-man-no-memory , 12.09.2022

Pinel, J.P.J., Barnes, S.J., Pauli, P. (2019), Biopsychologie, 10., aktualisierte und erweiterte Aufl., München

Reuter, S., Bartsch, T. (2013), Bildgebung und klinische Syndrome bei akuten Hippocampusläsion. In|Fo|Neurologie & Psychiatrie, 15(3), S.42-49

Shah, B., Pattanayak, R.D., Sagar, R. (2014), The Study of Patient Henry Molaison and What It Taught Us over Past 50 Years: Contributions to Neuroscience. Journal of Mental Health amd Human Behaviour, Vol. 19, 2, S.91-93

Squire, L.R. (2009), The Legacy of Patient H.M. for Neuroscience. Neuron, 61(1), S.1-7, https://doi.org/10.1016/j.neuron.2008.12.023

Stapel, M. (2017), Neurorehabilitation Grundlagen und Diagnostik, 1.Aufl., Studienbrief der SRH, Riedlingen

Stapel, M. (2018), Neurorehabilitation II: Störungsbilder und Interventionsmethoden, 1.Aufl., Studienbrief der SRH, Riedlingen

Suchan, B., Thoma, P. (2020), Klinische Neuropsychologie im ambulanten Setting, Wiesbaden, https://doi.org/10.1007/978-3-658-29885-2

Thöne-Otto, A., Cramon, D. Y. (2010), Gedächtnisstörungen. In: Frommelt, P., Lösslein, H. (Hrsg.), NeuroRehabilitation, Berlin, S.172-188,

Trepel, M. (2017), Neuroanatomie, 7. Aufl., München

Völzke, V. (2020), Patienten mit Gedächtnisstörungen, Wiesbaden, https:///doi.org/10.1007/978-3-658-29820-3

Wallesch, C. W. (2013) In: Bartsch, T., Falkai, P. (Hrsg.), Gedächtnisstörungen, Heidelberg, S.178-186 , https://doi.org/10.1007/978-3-642-36993-3_13

Wegner, A.-M. (2011), Assistenten fürs Gehirn. Ergopraxis, 4(02), S.24-27, https://doi.org/10.1055/s-0031-1272848

Zilles, K. (2010), Gedächtnis, In: Zilles, K., Tillmann, B. N. (Hrsg.), Anatomie, Heidelberg, S.751-755